Rumèbe

APERÇU HISTORIQUE
SUR LA CHIRURGIE
ET LES
CHIRURGIENS DES ARMÉES.

DISCOURS

PRONONCÉ à la Séance publique de la Société de Médecine de Toulouse, le 17 juillet 1817;

PAR M. E. RUMÈBE, Membre résidant de la Société, Docteur de la Faculté de Paris, Associé correspondant de la Société Médicale d'émulation de la même ville, ancien Chirurgien-Major des Hôpitaux militaires.

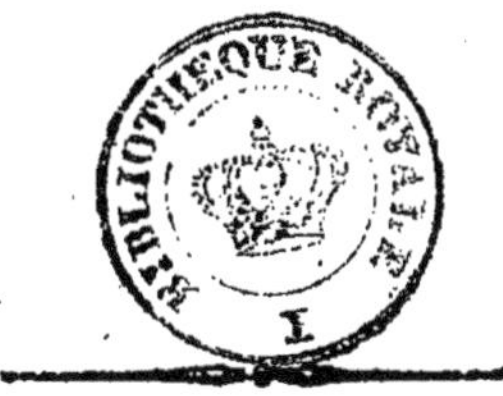

A TOULOUSE,

De l'Imprimerie de Jean-Matthieu DOULADOURE, rue Saint-Rome, n.° 41.

DISCOURS

PRONONCÉ

À LA SÉANCE PUBLIQUE

DE LA

SOCIÉTÉ DE MÉDECINE DE TOULOUSE,

LE 17 JUILLET 1817.

MESSIEURS,

L'ORIGINE de toutes les sciences qui ont la conservation de l'homme ou sa civilisation pour objet, se perd dans la nuit des temps. Les savans et les philosophes qui ont fait de l'homme sain et malade le sujet de leurs méditations, jugeant du passé par le présent, réfléchissant aux influences diverses que nous recevons des *choses* au milieu desquelles nous vivons, ont été conduits par la voie des conjectures et de l'induction à reconnaître que les infirmités ou les maladies qui affligent l'humanité, ont existé de tous les temps, et que la Médecine est de toutes les sciences celle que nos ancêtres ont cultivée la première.

Peut-être est-il raisonnable d'admettre que les premières ébauches des sociétés furent signalées par des dissentions, des haines et des combats, et que l'attaque et la défense, la victoire et les revers, c'est-à-dire, l'art de la guerre remonte à une époque non moins

2

reculée que celle des réunions d'hommes ou peuplades, non moins difficile à découvrir que celle de la naissance de la Médecine, non moins obscure que celle du monde.

Dans les premiers temps, comme de nos jours, les combats ont produit sans doute des blessures plus ou moins graves, suivant la nature des armes en usage, et l'intrépidité, ou plutôt l'acharnement des combattans. Les hommes qui, dans ces luttes sanglantes, étaient frappés par les traits de leurs ennemis, durent chercher les moyens de réparer leurs maux par des applications et des procédés plus ou moins heureux.

La Chirurgie naquit donc au milieu des camps. Eh! quelle origine plus analogue au but de son institution pourrait-on lui assigner? Dans quelles occasions les consolations qu'elle suggère, les secours qu'elle prodigue, pouvaient-ils être plus nécessaires et plus efficaces que dans celles où des masses d'hommes armés s'élancent et se précipitent les uns sur les autres pour s'entre-détruire? C'est là sans doute un des effets de ces lois prévoyantes qui régissent l'univers, d'avoir inspiré de bonne heure les moyens de diminuer la somme des maux que la frêle humanité, jouet éternel des passions qui naquirent avec elle, était destinée à souffrir. Quoiqu'il en soit, il nous paraît démontré, d'après les écrits des savans historiens dont s'honore l'art de guérir, que de toutes les parties qui constituent son vaste domaine, celle qui s'occupe du traitement des blessures est celle dont les auteurs de l'antiquité ont consacré à la fois et les souvenirs et les bienfaits. C'est en effet dans les chants immortels du prince des poètes que nous trouvons les premiers hommages rendus aux hommes qui cultivèrent avec succès cette partie de la science chirurgicale. *Machaon* et *Padalyre* se rendirent également célèbres par leur dextérité dans l'extraction des flèches et autres corps vulnérans, et par le courage et les talens qu'ils déployèrent dans les combats qui ensanglantèrent les murs de Troie. Ces illustres guerriers, dont les exploits sont célébrés dans l'*Iliade* et l'*Odyssée*, furent souvent invoqués pendant ce siége d'héroïque mémoire, comme des divinités tutélaires, à cause des cures merveilleuses qu'ils avaient opérées.

La Chirurgie de ces temps si éloignés de nous devait porter nécessairement le cachet de l'imperfection propre aux institutions naissantes. La superstition et le fatalisme qui subjuguaient tous les esprits, durent entraver les progrès d'une science qui se trouvait en opposition directe avec les préjugés de l'ignorance. Aussi les historiens de la Médecine sont-ils obligés de franchir l'intervalle qui sépare l'époque à laquelle la tradition fait remonter la guerre d'*Ilium*, de celle à laquelle vécut *Hippocrate*, pour trouver des documens authentiques et irrécusables qui attestent l'existence et l'état de la Chirurgie. Ce grand homme la cultiva avec succès, et si, malgré ses heureux résultats, cette science ne marcha point avec la même rapidité vers son avancement que la Médecine interne, c'est que les erreurs vulgaires du siècle et la vénération pieuse qu'on accordait aux cadavres humains, s'opposaient impérieusement à l'étude de l'anatomie. L'esprit le plus confiant et le plus crédule pouvait-il d'ailleurs concevoir qu'il pût exister un génie assez vaste pour embrasser et cultiver, avec la même profondeur et le même fruit, toutes les parties d'une science aussi compliquée que celle de l'homme malade? Science immense, dont chaque branche appelle les méditations les plus sérieuses, et dans une desquelles il suffit d'avoir fait une découverte utile pour obtenir de justes droits à la reconnaissance de la postérité!

Hippocrate, qui ne négligea aucune occasion pour observer les maladies sous toutes leurs formes et variétés, saisit celle que lui présenta la fréquentation des armées. Il fit plusieurs campagnes, et ce dévouement, qui le porta à braver les dangers de la guerre pour secourir ses concitoyens aux prises avec les ennemis de leur indépendance, fut un de ses plus beaux titres aux honneurs et à cette haute renommée dont il jouit pendant sa longue et bienfaisante carrière.

Les Annales de l'empire romain, où sont consignés tous les faits qui ont contribué à sa splendeur et à sa gloire; où sont inscrits, en caractères ineffaçables, les noms de tant de guerriers valeureux, de philosophes profonds, d'éloquens orateurs; où tant d'exemples de courage, de vertu et d'héroïsme se partagent notre admiration, ne nous transmettent pas le nom d'un seul chirurgien qui ait acquis quelque célébrité dans la pratique des armées. Elles nous apprennent seulement que chacune des légions avait, au moins sous l'empire d'Auguste, un chirurgien désigné par le nom de *Medicus vulnerarius*, et que les services de ces médecins *vulnéraires* furent reconnus et honorablement récompensés par ce Prince, dont le nom rappelle de si nobles souvenirs.

Ce coup d'œil rapide que nous venons de jeter sur l'histoire de l'antiquité, semble nous autoriser à conclure, que quoique des chirurgiens aient suivi et assisté les armées des Grecs et celles des Romains dans leurs expéditions, il n'a pas, à proprement parler, existé de chirurgie militaire chez ces nations célèbres.

Chercherons-nous à découvrir quel fut le sort de la Chirurgie parmi ces peuples conquérans et féroces contre lesquels échouèrent et la valeur et la tactique des Romains ? Il est facile de prévoir que, puisque les sciences, les lettres et les arts, en général, disparurent de l'Europe civilisée à mesure que ces hordes farouches l'envahirent, la Chirurgie subit la destinée commune. Ces barbares détruisirent, avec le fer et le feu, presque tous les monumens qui retraçaient les progrès des lumières et de la raison. Et si quelques écrits, qui nous ont fait connaître l'état de la Chirurgie dans la Grèce et l'empire romain leur ont survécu, c'est que leur génie destructeur et sauvage ne put effacer toutes les traces des bienfaits que cette science réparatrice avait répandus avant leur invasion.

Nous arrivons à cette époque de l'histoire du monde et de l'esprit humain, où les sciences et les arts venaient naguères de se replacer en Italie sur le trône que l'ignorance et les ténèbres les avaient forcés d'abandonner. Les mœurs de nos pères s'adoucirent progressivement sous l'heureuse influence des lumières, dont les rayons, quoique faibles encore, s'étendirent jusque sur le sol de notre patrie...... Ce fut pendant le seizième siècle que nos devanciers goutèrent les prémices du bonheur que cette aurore de la civilisation et de la philosophie promettait aux générations à venir.

La Chirurgie gémissait sous la plus triste des humiliations. Des mains de certains rois d'Egypte et de quelques guerriers les plus distingués de la Grèce, son sceptre était tombé dans les mains profanes d'une foule de routiniers ignorans. Mais *Ambroise Paré* s'élève bientôt majestueusement au-dessus de cette tourbe stupide et grossière. Ce chirurgien illustre, dont la mémoire est digne à tant d'égards de notre vénération et de nos hommages, abandonna les pratiques vulgaires, et marcha à grands pas vers le perfectionnement et l'illustration d'un art dont il prépara les brillantes destinées.

Les chirurgiens français, ceux sûr-tout qui se sont voués au service des camps, s'enorgueillissent de compter *Ambroise Paré* parmi leurs maîtres les plus habiles et leurs plus parfaits modèles. Son nom est le premier inscrit dans les fastes de la Chirurgie militaire française; et la juste célébrité que ses importantes découvertes lui ont acquise, l'ont placé sans retour au-dessus de tous ceux qui, à son exemple, et jusqu'à nos jours, ont porté leurs généreux secours aux braves dont la vie a été consacrée à la gloire et à la défense de l'état. Les soins qu'il prodigua aux guerriers ses contemporains, pendant les nombreuses campagnes dont il partagea les fatigues et les périls, et les siéges auxquels il assista, son noble dévouement et le zèle infatigable qu'il déploya pour administrer les bienfaits et répandre les trésors d'une science que son génie et la hardiesse de ses procédés opératoires avaient fecondée, lui valurent les honneurs suprêmes qui lui furent déférés pendant le règne des quatre rois sous lesquels il vécut.

Entraîné par le puissant désir de payer un faible tribut d'hommages à la cendre du père de la Chirurgie française, je ne puis me dispenser de rappeler cette journée glorieuse de sa vie où pénétrant, au milieu des plus grands dangers, dans la ville de Metz, étroitement assiégée par l'armée de Charles-Quint, les assiégés le reçurent sur la brêche par des acclamations universelles. En le voyant paraître dans leurs rangs, ils s'écrièrent tous avec joie : « Il est enfin arrivé notre ami, notre ange » tutélaire ; nous ne risquons plus de mourir de nos » blessures. » Passerai-je sous silence l'exception heureuse pour la science et l'humanité dans laquelle *Paré* fut placé dans cette nuit d'exécrable mémoire, où tant de Français périrent victimes de la fureur de leurs propres frères ? La superstition et le fanatisme, ces monstres infernaux qui ont enfanté tant de forfaits horribles, respectèrent, cette fois, un chirurgien qui confondait tous les hommes dans ses affections et sa bienfaisante sollicitude, sans distinguer leur opinion ou leur croyance.

Ambroise Paré ne fut cependant attaché à aucun corps militaire. Il suivit les armées en qualité de chirurgien des chefs qui les commandaient. Il n'y avait encore de son temps, ni des hôpitaux militaires, ni des chirurgiens qui fussent chargés, par le gouvernement, de donner leurs soins aux guerriers de tous les rangs et de toutes les classes. Ce ne fut qu'après lui et sous le règne du bon Henri, ce Prince bien-aimé que la France connut trop tard et perdit trop tôt, que quelques hôpitaux militaires furent organisés et desservis par des chirurgiens qui en avaient reçu la destination spéciale. Sous le règne suivant, un chirurgien, sous le titre de *Chirurgien-major*, fut attaché à chacun des régimens qui composaient l'armée. Les hôpitaux furent multipliés, des ambulances établies. Un chirurgien-major des *camps et armées* dirigeait tout le service, et c'est de cette époque que date réellement, en France, l'institution de la Chirurgie militaire.

Le siècle de Louis XIV, si fécond en prodiges ; ce siècle si brillant de gloire, et que tous les genres de grandeur ont illustré, ne fut pas heureux pour la Chirurgie. Il est affligeant de penser que pendant que les lettres et les beaux-arts étendaient leurs conquêtes sous l'influence de la victoire, et que tant d'hommes de génie se sont immortalisés en multipliant les chefs-d'œuvre de l'imagination et les monumens du courage, les Annales de l'art de guérir ne nous aient transmis le nom d'aucun chirurgien digne de notre reconnaissance. Aussi ce siècle a-t-il été énergiquement désigné par le célèbre *Louis*, le siècle de fer de la Chirurgie.

Cependant de nombreuses armées combattirent pendant long-temps sur presque toutes les frontières du royaume. Depuis l'invention de la poudre à canon, la France n'avait jamais eu à soutenir des guerres aussi longues ni aussi meurtrières, et les secours de la Chirurgie n'avaient encore été, ni aussi utiles, ni aussi nécessaires. Les hôpitaux, soit ambulans, soit temporaires, reçurent une meilleure organisation, et le nombre des chirurgiens fut augmenté en raison des besoins. Tandis que la Chirurgie était avilie et en quelque sorte méprisée par l'injuste et dédaigneuse supériorité que la Médecine exerçait sur elle, elle acquérait une véritable considération aux armées. Là, elle était indépendante et fière. Sur le champ de bataille, les chirurgiens secouèrent, avec un juste orgueil, le joug humiliant qui ravalait leur ministère dans la pratique civile : et l'importance de leurs services pendant les campagnes célèbres de Louis XIV, leur mérita l'honneur d'être admis comme partie intégrante dans l'armée. Ils formèrent dès-lors un corps particulier qui partagea la gloire et la destinée de ce corps immense de guerriers qui, dans plusieurs occasions, fit trembler l'Europe entière.

Plus nous avançons dans notre histoire, plus nous découvrons que la Chirurgie civile et militaire fait des progrès rapides vers son avancement et son illustration. Le dix-huitième siècle, pendant lequel le domaine des sciences naturelles et de la philosophie, s'agrandit d'une manière prodigieuse, vit éclore une foule de chirurgiens qui répandirent, sur la science qu'ils professaient avec une si haute distinction, un éclat jusqu'alors inconnu. *Ledran*, *Maréchal*, *Ravaton*, *Lapeyronie*, *Morand*, *Lecat*, *J. L. Petit*, *Louis*, *Lafaye*, *Boucher*, *Faure*, *Lamartinière*, et tant d'autres dont les noms enrichissent les fastes de l'art, durent une partie de leur juste célébrité aux succès qu'ils avaient obtenus dans les camps. Riches des faits que le champ de bataille et les hôpitaux militaires leur avaient fourni l'occasion d'observer, ces praticiens habiles vinrent les déposer dans le sein de l'Académie des Sciences et dans celui de l'Académie de Chirurgie; et c'est à leurs travaux, à leurs observations et à leurs découvertes, que cette dernière société fut redevable d'une grande portion de son immense renommée.

En vain parcourrons-nous toutes les périodes de notre histoire, en vain nous efforcerons-nous d'assigner des époques glorieuses aux progrès de la Chirurgie en France, nous n'en trouverons aucune qui puisse soutenir quelque comparaison avec celle pendant laquelle vécurent les grands hommes que je viens de nommer. Le génie qui préside à l'avancement des sciences avait triomphé de la routine, et s'était saisi du fil qui conduit aux découvertes. L'observation et la méthode expérimentale avaient pris la place des hypothèses et des subtilités de l'école. La Chirurgie profita de cette heureuse impulsion de l'esprit du siècle, et s'éleva presque tout d'un coup à la dignité qu'elle aurait dû conserver depuis que *Paré*, et après lui *Pigray*, l'avaient relevée de l'état d'abjection auquel elle était livrée avant eux. Non, j'aime à le dire, la Chirurgie française n'avait encore compté parmi ses disciples des observateurs aussi profonds, aussi judicieux, aussi savans. *J. L. Petit* enrichit la pratique de procédés opératoires jusqu'à lui inconnus, et se crée un nom à jamais impérissable. *Louis* brille parmi tous ses compétiteurs de gloire, autant par sa vaste érudition et son style éloquent et facile, que par le mouvement qu'il imprime à la science. *Lapeyronie*, et ensuite *Lamartinière*, obtiennent la primauté parmi les chirurgiens du royaume ; et cette distinction honorable fut une récompense des éminens services qu'ils avaient rendus aux armées, et de la considération que leurs rares talens et leur grande renommée avaient fait rejaillir sur les hommes généreux qui, comme eux, s'étaient voués à la Chirurgie des camps et des établissemens hospitaliers !

On ne saurait disconvenir que la Chirurgie ne soit la même sur un champ de bataille, dans une ville ou dans une campagne; qu'elle assiste un prince dans son palais, un cultivateur dans sa chaumière, un général ou un soldat dans son bivouac. On ne contestera pas non plus qu'une blessure ou toute autre maladie ne réclame les mêmes soins, si l'individu qui en est atteint est d'une complexion déterminée, s'il est soumis aux mêmes influences et aux privations de même nature, soit qu'il exploite le champ de la gloire ou de l'agriculture, ou qu'il suive la carrière de la magistrature, des sciences, ou celle du commerce. L'expérience de tous les temps a constaté néanmoins que l'exercice de certaines professions, non-seulement prédisposait plus spécialement à certaines maladies, mais encore leur imprimait des caractères particuliers qui servent à les distinguer des mêmes affections chez les individus adonnés à des travaux d'une autre espèce. Ainsi les gens de guerre sont sujets à des maladies qui empruntent ces caractères spéciaux, ces physionomies particulières des influences auxquelles les expose leur pénible et honorable profession. Les médecins et les chirurgiens qui sont appelés à donner leurs soins à ces braves, retirent un avantage inappréciable de se familiariser avec eux et avec leurs infirmités par une fréquentation assidue. Les Officiers de santé des armées ont d'ailleurs besoin de contracter l'habitude de s'assujettir à une subordination et à une discipline, desquelles dépendent la régularité du service et l'harmonie qui doit régner entre les chefs et les subordonnés. C'est à ces graves considérations que doit être attribuée la formation des hôpitaux militaires d'instruction où les jeunes gens qui se destinent à l'exercice de la Chirurgie militaire, peuvent acquérir les connaissances plus directement applicables au traitement des maladies familières, soit dans les camps et dans les garnisons. Cette institution, à la fois philantropique et nationale, précéda de plusieurs années les guerres de la révolution, et fournit à nos phalanges un essaim d'Officiers de santé qui, en marchant sur les traces de leurs maîtres célèbres, devinrent à leur tour les régulateurs et les guides de ceux qui, plus tard, voulurent suivre leur généreux exemple.

Sabattier, *Lombard*, *Saucerotte*, *Noël*, *Dufouart*, *Le Riche*, *Désoteux*; MM. *Thomassin*, *Heurteloup*, *Percy*, *Pelletan*, *Laumonier*, dirigeaient avant la révolution le service chirurgical des armées et l'enseignement dans les établissemens dont nous venons de parler. Cette époque, qui fut signalée par tant de calamités, fournit à ces chirurgiens illustres et à leurs nombreux disciples, des occasions trop multipliées de faire apprécier leurs talens et leur zèle héroïque. La France se vit assaillie par les armées de toutes les puissances de l'Europe; le canon d'alarme gronde sur toutes nos frontières; les batailles se succèdent avec une effrayante rapidité; le sang de nos guerriers coule en abondance et inonde le sol de la patrie en danger..... le cri de l'humanité et de l'honneur se mêle aux éclats de la foudre et fait résonner les échos. A cette puissante voix, les chirurgiens désertent leurs habitations, les bancs des écoles, et s'arrachent aux embrassemens de leurs familles pour aller se ranger sous les ordres des *Heurteloup*, des *Percy*, des *Larrey*, des *Gallée*, des *Vomet*, des *Lagresie*, etc. Les secours volent dans les rangs des braves. Ces chefs habiles et généreux donnent une haute idée de ce que peut attendre l'armée dans une journée de combat, des talens et de la bravoure des chirurgiens...... M. le baron *Percy*, récemment nommé le *Paré* de notre siècle; M. le baron *Larrey*, connu sous le nom du moderne *Pitard*, inventent, le premier à l'armée du Rhin, le second à celle d'Italie des ambulances légères, et le soldat reçoit ainsi des secours au moment même où il est frappé par le fer ennemi....... La Chirurgie militaire est portée, par les soins de ces deux chefs si dignes de notre vénération et de la reconnaissance nationale, au degré de perfection auquel elle pouvait aspirer. Les secours se multiplient en même temps que les besoins, et ses moyens éclairés et agrandis par l'expérience et les travaux de ces grands maîtres, ne laissent presque plus d'incertitude à ceux qui sont appelés à parcourir la carrière qu'ils ont illustrée par tant de succès et de gloire !

Je laisse à l'impartiale histoire le soin de retracer aux générations futures les services immenses que les chirurgiens des armées françaises ont rendus aux défenseurs de la patrie, pendant les longues guerres qu'elle a récemment soutenues contre toutes les puissances de l'Europe. Elle dira que bravant, comme nos valeureux soldats, les périls des batailles, ils se précipitaient dans leurs rangs pour étancher le sang que répandaient leurs blessures. Elle proclamera, avec orgueil, les noms de ceux de nos confrères qui, dans la même journée, ont mérité des couronnes civiques et les palmes de Bellone. Elle gravera, en caractères ineffaçables, les noms de ceux qui ont su mourir sur le lieu où l'honneur et le devoir réclamaient leur présence. Elle dira que, partageant le sort, tantôt prospère, tantôt désastreux de nos légions, ils ont souffert avec une résignation courageuse les privations, les intempéries inséparables des longues campagnes. Elle mentionnera enfin les souvenirs honorables que leurs soins compatissans et généreux ont laissés dans le cœur des soldats ennemis, que les chances des combats livraient à la discrétion de nos braves. Les déserts de l'Arabie, de l'Egypte et de la Syrie ; les bords du Tibre et de l'Adige, du Betis et du Tage, du Danube et du Rhin, de l'Elbe et de la Vistule, du Borystène et de la Moskowa, qui ont vu nos triomphes et nos revers, attesteront le zèle, l'activité, l'intrépide sang-froid que les chirurgiens militaires français ont déployés pour remplir dignement le mandat de bienfaisance qu'ils avaient reçu, et la gloire qu'ils surent acquérir dans ces scènes sanglantes dont ils étaient appelés à partager les dangers et à tempérer l'horreur au milieu des premiers soldats de l'Europe!

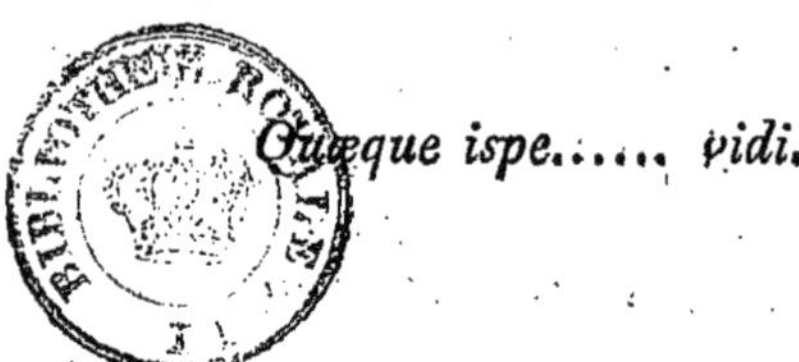

Quæque ipse...... vidi.

FIN.

www.ingramcontent.com/pod-product-compliance
Ingram Content Group UK Ltd.
Pitfield, Milton Keynes, MK11 3LW, UK
UKHW020456220726
13923UKWH00006B/2580